BEI GRIN MACHT SICH IHR WISSEN BEZAHLT

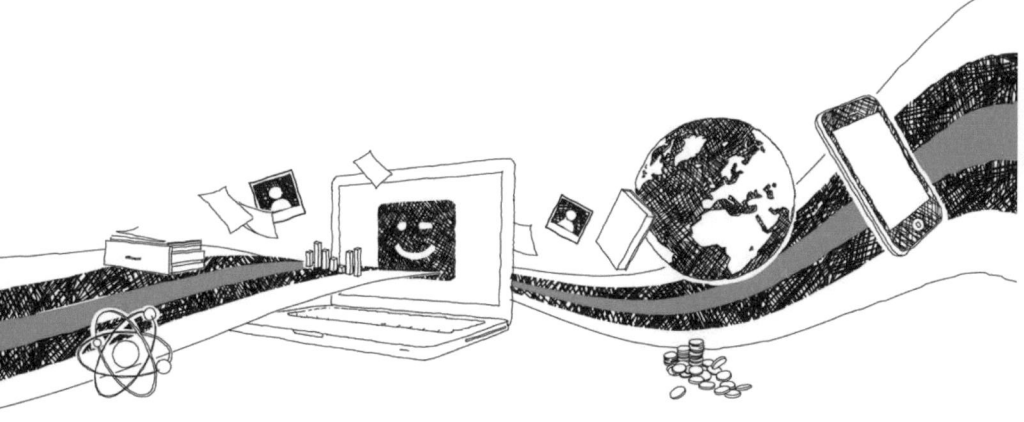

- Wir veröffentlichen Ihre Hausarbeit,
  Bachelor- und Masterarbeit

- Ihr eigenes eBook und Buch -
  weltweit in allen wichtigen Shops

- Verdienen Sie an jedem Verkauf

Jetzt bei www.GRIN.com hochladen
und kostenlos publizieren

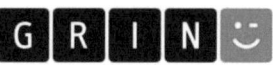

Schwangerschaft und Infektionskrankheiten. Eine Gefährdungsbeurteilung im Berufsfeld Kindergarten

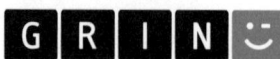

Bibliografische Information der Deutschen Nationalbibliothek:

Die Deutsche Nationalbibliothek verzeichnet diese Publikation in der Deutschen Nationalbibliografie; detaillierte bibliografische Daten sind im Internet über http://dnb.d-nb.de abrufbar.

ISBN: 9783346856012
Dieses Buch ist auch als E-Book erhältlich.

© GRIN Publishing GmbH
Trappentreustraße 1
80339 München

Druck und Bindung: Books on Demand GmbH, Norderstedt Germany
Gedruckt auf säurefreiem Papier aus verantwortungsvollen Quellen

Das Buch bei GRIN: https://www.grin.com/document/1350205

Fakultät Life Sciences

Department Gesundheitswissenschaften

Kindergarten

- Schwangerschaft und Infektionskrankheiten -

Gefährdungsbeurteilung

*Darf eine schwangere Kindergärtnerin weiterhin ihren Beruf
ausüben, wenn Kinder in ihrer Einrichtung an Röteln erkrankt sind?*

Hausarbeit zur Lehrveranstaltung Arbeits- und Gesundheitsschutzmanagement

5. Fachsemester WiSe 2017/2018

Inhaltsverzeichnis

Abbildungsverzeichnis

Abkürzungsverzeichnis

Abstract

Abbildungsverzeichnis:

Abkürzungsverzeichnis

ArbSchG – Arbeitsschutzgesetz

BioStoffV - Biostoffverordnung

BMJV – Bundesministerium für Justiz und für Verbraucherschutz

IfSG – Infektionsschutzgesetz

MuSchG – Mutterschutzgesetz

MuschVO – Mutterschutzrichtlinienverodnung

SSW – Schangerschaftswoche

TRBA – Technischen Regeln für biologische Arbeitsstoffe

Gefährdungsbeurteilung zur Analyse, ob eine schwangere Kindergärtnerin weiterhin ihren Beruf ausüben darf, wenn ein Kind in ihrer Einrichtung an Röteln erkrankt ist.

Hochschule für Angewandte Wissenschaften Hamburg (HAW), Fakultät Life Sciences

Die folgende Hausarbeit befasst sich mit der Gefährdungsanalyse in einer Einrichtung mit Kindern. Im ersten Teil wird ans Thema herangeführt sowie die gesetzlichen Grundlagen in Deutschland erläutert.

Die höchste Belastung für die Mitarbeiterin in dieser Einrichtung stellen Biostoffe dar. Im Hauptteil dieser Ausarbeitung werden theoretische Grundlagen zum Thema Biostoffe und Rötelninfektion vertieft. Hierbei soll erklärt werden, wie Röteln zum Beispiel auf den Organismus übertragen werden oder was unter Biostoffen verstanden wird. Zusätzlich wird das gesundheitliche Risiko für Mutter und Kind eingeschätzt und welche allgemeinen Maßnahmen und Maßnahmen vom Arbeitgeber ergriffen werden müssten, um der Beschäftigten vollsten Schutz zu bieten. Abschließend wird im Fazit festgestellt, dass eine hohe gesundheitliche Belastung vorhanden ist und somit Maßnahmen ergriffen werden müssen, um die Gesundheitsgefährdung der Beschäftigten zu verringern bzw. eine Infektion komplett zu vermeiden.

1. Einleitung

In der Arbeitswelt können Schwangerschaften mit Risiken für die werdende Mutter oder das ungeborene Kind verbunden sein. Aus diesem Grund stehen alle Schwangeren, die in einem Arbeitsverhältnis sind, unter einem besonderen gesetzlichen Schutz. Durch das MuSchG und die MuschVO wird der Umgang des Arbeitgebers mit der werdenden Mutter geregelt, die das Ziel beinhalten, die Schwangeren und das ungeborene Kind vor den Gefahren, Belastungen und Gesundheitsschäden am Arbeitsplatz zu schützen. Ein Arbeitsplatz im Kindergarten-Bereich birgt durch die Arbeit mit Kindern besondere gesundheitliche Belastungen für die Schwangere, da Kindergartenkinder häufiger erkranken als ältere Kinder bzw. Jugendliche oder Erwachsene. Aus diesem Grund besteht ein besonders hohes Infektionsrisiko für die Erzieherin, falls sie nicht aufgrund von Impfungen oder einer Vorerkrankung immunisiert ist, da die Beschäftigten häufig engen Kontakt, wie zum Beispiel durch das Wickeln der Kinder oder bei der Begleitung zum Toilettengang haben. Aufgrund einer Rötelninfektion kann der Fötus in der Schwangerschaft geschädigt werden. Diese verläuft beispielsweise ab der 20. SSW harmlos für die werdende Mutter und das Ungeborene, führt aber gerade im ersten Drittel einer Schwangerschaft, zu einer hohen Missbildungsrate bei Ungeborenen. Im Folgenden wird auf den Fall einer schwangeren Erzieherin eingegangen, bei der ein Kind in der Einrichtung an Röteln erkrankt ist und nun das Risiko für Mutter und ihrem ungeborenen Kind abgeschätzt werden muss. Hierzu möchte ich anfangs auf das methodische Vorgehen eingehen. Des Weiteren werden die gesetzlichen Grundlagen vorgestellt. Darüber hinaus werden Röteln definiert und eine Gefährdungsbeurteilung beschrieben. Eine anschließende Beurteilung der Risiken wird durchgeführt. Daraufhin werden Empfehlungen zu akuten wie auch präventiven Handlungsmaßnahmen für den Arbeitgeber gegeben und diskutiert. Abschließend werden die Ergebnisse der Arbeit in einem Fazit zusammengefasst.

2. Methodik

Für die Gefährdungsbeurteilung in einer Erzieherin bezüglich einer Rötelnerkrankung eines Kindes in ihrer Einrichtung, wurden verschiedene methodische Ansätze gewählt. Zunächst fand während des Moduls „Arbeits- und Gesundheitsschutzmanagement und betriebliches Gesundheitsmanagement" an der HAW Hamburg, Fakultät Life Sciences, die Ideenfindung bezüglich einer Gefährdungsanalyse statt. Es folgte eine umfassende Literatur- und Webrecherche. Zusätzlich gab es noch die Möglichkeit an Konsultationsterminen das weitere Vorgehen mit Frau Prof. Dr. Perger zu besprechen.

3. Gesetzliche Grundlagen

Röteln sind Infektionserreger und zählen somit zu den biologischen Gefahrstoffen. Diese werden auch als sogenannte Biostoffe bezeichnet. Um vom Arbeitsgeber praxisgerechte Schutzmaßnahmen durchführen lassen zu können, sind Biostoffe in vier Risikogruppen eingestuft, wobei die Grundlage dafür das jeweilige Infektionsrisiko der Biostoffe ist. Hierbei haben die Biostoffe der Risikogruppe 1 das geringste und Biostoffe der Risikogruppe 4 das höchste Infektionsrisiko.

Risikogruppe 1: Biostoffe, bei denen es unwahrscheinlich ist, dass sie beim Menschen eine Krankheit hervorrufen.

Risikogruppe 2: Biostoffe, die eine Krankheit beim Menschen hervorrufen können und eine Gefahr für Beschäftigte darstellen könnten; eine Verbreitung in der Bevölkerung ist unwahrscheinlich; eine wirksame Vorbeugung oder Behandlung ist normalerweise möglich.

Risikogruppe 3: Biostoffe, die eine schwere Krankheit beim Menschen hervorrufen und eine ernste Gefahr für Beschäftigte darstellen können; die Gefahr einer Verbreitung in der Bevölkerung kann bestehen, doch ist normalerweise eine wirksame Vorbeugung oder Behandlung möglich.

Risikogruppe 4: Biostoffe, die eine schwere Krankheit beim Menschen hervorrufen und eine ernste Gefahr für Beschäftigte darstellen; die Gefahr einer Verbreitung in der Bevölkerung ist unter Umständen groß; normalerweise ist eine wirksame Vorbeugung oder Behandlung nicht möglich.

Je nach Einstufung der Risikogruppen, müssen verschiedene Schutzmaßnahmen getroffen werden. Falls dabei mehrere Risikogruppen in Frage kommen, wird die höchste infrage kommende Gruppe ausgewählt. In die zweite Risikogruppe werden Viren eingestuft, die bereits beim Menschen isoliert wurden, außer es ist unwahrscheinlich, dass diese Viren eine Krankheit beim Menschen hervorrufen.

Abgeschwächte Stämme oder die, die bekannte Virulenzgene verloren haben, können vorbehaltlich einer angemessenen Ermittlung und Bewertung in eine niedrigere Risikogruppe eingestuft werden als der Elternstamm. Sollte dieser jedoch in die Risikogruppe drei oder vier eingestuft worden sein, erfolgt eine Herabstufung nur auf der Grundlage einer wissenschaftlichen Bewertung (BioStoffV, 2017).

Damit die Erzieherin durch ihre Schwangerschaft keine Nachteile im Berufsleben erleidet, versucht das Mutterschutzrechts den bestmöglichen Gesundheitsschutz für schwangere und stillende Frauen zu gewährleisten. Dadurch werden die Chancen verbessert und die Rechte der Frauen gestärkt, sodass sie ihren Beruf während der Schwangerschaft und Stillzeit ohne Gesundheitsrisiken weiter nachgehen können. Für werdende Mütter mit einem bestehenden Arbeitsverhältnis gilt das MuSchG. Außerhalb der allgemeinen Schutzfristen sieht das Mutterschutzgesetz zum Schutz der werdenden Mutter und ihres Kindes generelle

Beschäftigungsverbote und individuelle Beschäftigungsverbote aufgrund eines ärztlichen Attestes vor. Um die Frau in dieser Zeit vor finanziellen Nachteilen zu schützen, regelt das Mutterschutzgesetz verschiedene Mutterschaftsleistungen, wie zum Beispiel das Mutterschaftsgeld, den Arbeitgeberzuschuss zum Mutterschaftsgeld während der Mutterschutzfristen oder das Arbeitsentgelt bei Beschäftigungsverboten außerhalb der Mutterschutzfristen – der sogenannte Mutterschutzlohn (MuSchG, 2017).

Um die Beschäftigten vor den negativen Auswirkungen am Arbeitsplatz und den einhergehende bzw. daraus resultierenden hohen Belastungen zu schützen, wurde ein Gesetz über die Durchführung von Maßnahmen des Arbeitsschutzes zur Verbesserung der Sicherheit und des Gesundheitsschutzes der Beschäftigten bei der Arbeit erlassen.

Das Arbeitsschutzgesetz verpflichtet den Arbeitgeber zu einer Gefährdungsanalyse. Nach § 5 des Arbeitsschutzgesetzes hat der Arbeitgeber durch eine Beurteilung der für die Erzieherin mit ihrer Arbeit verbundenen Gefährdung zu ermitteln, welche Maßnahmen des Arbeitsschutzes erforderlich sind. Eine Gefährdung ergibt sich vor allem im Fall von Röteln, Der Arbeitgeber hat laut §4 des ArbSchG Maßnahmen des Arbeitsschutzes von acht allgemeinen Grundsätzen auszugehen. Davon werden im Folgenden einige, relevante Grundsätze genannt, die eine Wichtigkeit für den aktuellen Fall darstellen. Die Arbeit soll so gestaltet werden, dass eine Gefährdung für das Leben, sowie die physische und die psychische Gesundheit möglichst vermieden und die verbleibende Gefährdung möglichst geringgehalten wird. Des Weiteren sind Gefahren direkt an der Quelle zu bekämpfen. Außerdem sind die individuellen Schutzmaßnahmen vorrangig zu anderen Maßnahmen. Zusätzlich sind spezielle Gefahren für besonders schutzbedürftige Beschäftigtengruppen wie zum Beispiel die schwangere Erzieherin, unbedingt beachten (ArbSchG, 2015).

Unter folgenden Bedingungen muss der Arbeitgeber die Gefährdungsbeurteilung unverzüglich aktualisieren:

Der Arbeitgeber muss für die Gefährdungsbeurteilung folgende Kriterien ermitteln:
1. Soweit die folgenden Informationen für den Arbeitgeber zugänglich sind; Identität, Risikogruppeneinstufung und Übertragungswege der Biostoffe, deren mögliche sensibilisierende und toxische Wirkungen und über welche Wege sie aufgenommen werden und auch ob durch die Biostoffe sonstige schädigende Wirkungen hervorgerufen werden können, die die Gesundheit schädigen.
2. Art der Tätigkeit unter Berücksichtigung der Betriebsabläufe, Arbeitsverfahren und verwendeten Arbeitsmittel sowie der Betriebsanlagen.

3. Soweit die folgenden Informationen für den Arbeitgeber zugänglich sind; Art, Dauer und Häufigkeit der Exposition der Beschäftigten.

4. Substitutionsprüfung.

5. Tätigkeitsbezogene Erkenntnisse über Belastungs- und Expositionssituationen, einschließlich psychischer Belastungen, bekannte Erkrankungen und die zu ergreifenden Gegenmaßnahme und aus der arbeitsmedizinischen Vorsorge.

Der Arbeitgeber muss die Infektionsgefährdung und die Gefährdungen durch sensibilisierende, toxische oder sonstige die Gesundheit schädigende Wirkungen unabhängig voneinander zu beurteilen. Aus diesen Einzelbeurteilungen soll eine Gesamtbeurteilung entstehen, auf dessen Grundlage die Schutzmaßnahmen festzulegen und zu ergreifen sind (BioStoffV, 2017).

4. Was sind Röteln?

Röteln sind eine akute und hochansteckende Infektion, die sich durch einen roten Hautausschlag und Mattheit äußern kann. Eine Röteln-Infektion wird durch Viren ausgelöst und verläuft im Kindesalter meist ohne Komplikationen ab. Im Fall das eine schwangere Frau an Röteln erkrankt, kann das ungeborene Kind schwere gesundheitliche Schäden erleiden. In Deutschland ist jedoch die Zahl der Erkrankungen durch Impfungen stark zurückgegangen (BZgA, 2015).

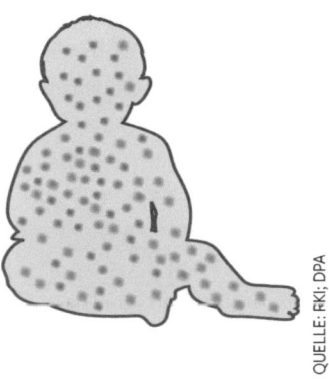

QUELLE: RKI; DPA

Abb. 1: Ausbruch einer Infektion mit Röteln, Verteilung auf dem Kindeskörper (Die Welt, 2015)

4.1. Wie werden Röteln übertragen?

Röteln-Viren werden ausschließlich von Mensch zu Mensch und am häufigsten durch eine sogenannte Tröpfcheninfektion übertragen. Die Erreger können sich hierbei beim Husten, Niesen oder Sprechen über feinste Speichel-Tröpfchen in der Luft verbreiten und von anderen Menschen eingeatmet werden. Falls Schwangere an Röteln erkranken, können die Viren auf das ungeborene Kind übertragen werden (BZgA, 2015).

5. Gefährdungsbeurteilung

Anhaltspunkte zur Einstufung eines biologischen Arbeitsstoffes bezüglich seines Risikopotenzials, befinden sich in den technischen Regeln für biologische Arbeitsstoffe. Eine genaue Erklärung der Risikogruppen gibt die TRBA 462: „Einstufung von Viren in Risikogruppen". Dabei werden unter anderem die Erreger Röteln, die hauptsächlich in Kindergärten vorkommen, der Risikogruppe 2 zugeordnet (TRBA 462, 1998).

Beim Menschen werden Infektionen wie Röteln durch Erreger wie Viren hervorgerufen. Die Gefährdungsbeurteilung zur Erfassung und Bewertung der Gefährdungen durch Biostoffe im Kindergarten erfolgt tätigkeitsbezogen. Dies umfasst also am Arbeitsplatz durchgeführte Tätigkeiten, auftretende Biostoffe und deren Menge, Expositionsszenarien, Erfahrungen aus vergleichbaren Tätigkeiten und abgeleitete Schutzmaßnahmen zur Verringerung der Belastung am Arbeitsplatz. Bei der Gefährdungsbeurteilung sind die von der Tätigkeit mit Biostoffen ausgehenden Gefährdungen zu bewerten. In der arbeitsmedizinischen Prävention werden Vorerkrankungen oder sonstige individuelle Veranlagungen, die zu einer erhöhten Gefährdung der Betroffenen durch Biostoffe führen können, berücksichtigt (BAuA[1], o.J.).

Das ArbSchG schreibt zusammen mit dem § 8 der BioStoffV vor, dass alle Kindertageseinrichtungen unter Verantwortung des Arbeitgebers eine Gefährdungsbeurteilung durchführen müssen. Es muss also herausgefunden werden, ob biologische Arbeitsstoffe zu einer Gefährdung der Kindergärtnerin führen können. Dabei muss unterschieden werden, ob es sich bei den zu betrachtenden Tätigkeiten, die zu einem Kontakt mit Röteln führen, um gezielte oder nicht gezielte Tätigkeiten handelt. Nach § 2 Satz 5 des BioStoffV liegen gezielte Tätigkeiten dann vor, wenn der biologische Arbeitsstoff mindestens der Spezies nach bekannt ist, die Tätigkeiten auf einen oder mehrere biologische Arbeitsstoffe unmittelbar ausgerichtet sind und die Exposition der Kindergärtnerin im Normalbetrieb ausreichend bekannt oder abschätzbar ist. Nicht gezielte Tätigkeiten liegen laut BioStoffV dann vor, wenn mindestens eine der genannten Voraussetzungen nicht gegeben ist. Da der Kontakt mit Mikroorganismen nicht beabsichtigt ist, handelt es sich in

Kindergärten demzufolge um nicht gezielte Tätigkeiten. Es gestaltet sich oftmals schwierig alle notwendigen Informationen für die Gefährdungsbeurteilung zu beschaffen, weil die Vielfalt der auftretenden Biostoffe Schwankungen unterliegen und die Art, Dauer, Höhe oder Häufigkeit der Exposition wechseln können (BioStoffV, 2017). Hilfestellung bei der Umsetzung der Anforderungen der BioStoffV erhalten die Unternehmen durch verschiedene „Technische Regeln Biologische Arbeitsstoffe" (TRBA). Die Zuweisung der Arbeitsstoffe zu den Risikogruppen nach § 3 der BioStoffV ist wesentlicher Bestandteil der durchzuführenden Gefährdungsbeurteilung, denn hieraus werden die Schutzstufe bzw. die Festlegung der erforderlichen Hygiene- bzw. Sicherheitsmaßnahmen und Schutzausrüstung abgeleitet (Fattah et. al., 2009).

6. Risiken für Mutter und Kind

Es kommt trotz der allgemein verfügbaren Impfprophylaxe in Deutschland, immer noch zu konnatalen Rötelnerkrankungen. Im Jahr 1999 wurden vier, im Jahr 2000 fünf Fälle gemeldet; es gibt allerdings Hinweise auf eine erhebliche Untererfassung. Auf der Basis von Laborbefunden (G. Enders, Stuttgart) wird geschätzt, dass die Zahl der Erkrankungen möglicherweise um den Faktor 10 höher liegt. Nach Einführung der Meldepflicht von konnatalen Rötelninfektionen nach dem IfSG im Jahre 2001, wurden in den Jahren 2001 und 2002 je eine Rötelnembryopathie gemeldet (RKI, 2018). Es kann zum Beispiel eine Röteln-Embryopathie entstehen, indem die Röteln-Viren von der Schwangeren auf ihr ungeborenes Kind übertragen werden. Eine Embryopathie äußert sich durch Schädigungen am Innenohr, Herz, Auge und in selteneren Fällen auch anderen Organen wie Gehirn, Leber oder Milz auftreten. Es erleiden in den ersten acht Schwangerschaftswochen 90 Prozent der Embryonen Schädigungen; aber auch Früh- oder Totgeburten können durch die Viren induziert werden. Zusätzlich sterben 15 Prozent bis 20 Prozent der ungeborenen Kinder. Wenn die Schwangere keine schützenden Antikörper wie zum Beispiel durch eine Impfung oder eine durchgemachte Erkrankung besitzt, ist eine Infektion für ungeborene Kinder überaus gefährlich (Enders et al., 2007).

6.1. Einschätzung des gesundheitlichen Risikos

Das Rötelnvirus gelangt über die Plazenta in den Blutkreislauf des Embryos bzw. Fetus. Je früher eine Rötelninfektion auftritt, umso höher ist die Wahrscheinlichkeit, dass sich schwere Fehlbildungen entwickeln. Bei einer Rötelninfektion in der ersten bis elften Schwangerschaftswoche, sind verschiedene Formen der so genannten Rötelnembryopathie möglich. Es könnte außerdem zu einem sogenannten „Gregg – Syndrom" kommen, bei dem Organfehlbildungen an Herz, Auge, Innenohr entstehen können. Des Weiteren kann sich ein erweitertes Röteln-Syndrom bilden, das sich beispielsweise durch Gelbsucht, Hautausschlag,

Anämie, Herzmuskelentzündung, Lungenentzündung, Gehirnentzündung oder Osteopathie bemerkbar macht (BVF, o.J.).

Das Late-Onset-Rubella-Syndrom kann zwischen dem vierten und sechsten Lebensmonat entstehen und beinhaltet Wachstumsstillstand, chronischen Hautausschlag, und wiederholt auftretende Lungenentzündung. Mögliche Spätfolgen im Jugendalter können beispielweise Hörschäden, Diabetes mellitus, Störung der Hormonfreisetzung oder Krampfleiden sein. Es können bei einer Rötelnembryopathie in der ersten bis elften Schwangerschaftswoche zusätzlich zum „Gregg-„ und erweitertem „Röteln-Syndrom" noch Entwicklungsstörungen auftreten, wie kleiner Kopf, Störungen der Gleichgewichtsentwicklung oder eine verzögerte geistige Entwicklung (ebd.).

7. Empfehlungen von Maßnahmen

Vor Beginn der ersten Schwangerschaft, sollen Frauen im gebärfähigen Alter zweimal gegen Röteln geimpft worden sein. Im Fall einer schon vorhandenen Schwangerschaft, ist eine Impfung gegen Röteln nicht mehr möglich. Zwischen der Impfung gegen Röteln und einer Schwangerschaft sollte mindestens ein Monat liegen. Angenommen es besteht kein ausreichender Schutz wie bei der Kindergärtnerin, muss der Kontakt mit Erkrankten selbstverständlich vermieden werden (Röder, 2011).

In den meisten Fällen schützen Impfungen ein Leben lang vor der jeweiligen Erkrankung. Es gibt jedoch auch Ausnahmen wie beispielsweise Impfungen gegen Keuchhusten, Diphterie und Tetanus, die ungefähr nur zehn Jahre vor einer Ansteckung schützen und nur durch eine rechtzeitige Auffrischimpfung ausreichend Schutz bieten können. Impfungen mit Lebendimpfstoffen zum Beispiel gegen Röteln, sind aus theoretischen Überlegungen während der Schwangerschaft grundsätzlich nicht angeraten, da dadurch das Fehlgeburtenrisiko erhöht wird. Für Ringelröteln sind bis jetzt keine Impfstoffe entwickelt worden und ohne ausreichende Immunität, besteht bei Erkrankung der werdenden Mutter ein hohes Risiko einer Schädigung für das Ungeborene (Friese et. al., 2013).

7.1. Maßnahmen des Arbeitsgebers

Laut dem ersten Paragraphen der Mutterschutzrichtlinien muss der Arbeitgeber bei Bekanntwerden der Schwangerschaft frühzeitig eine wie oben beschriebene Gefährdungsbeurteilung durchführen, damit alle Gefahren richtig abgeschätzt werden und rechtzeitig Maßnahmen zum Schutz ergriffen werden können. Außerdem ist er laut Paragraph fünf (Abs. 1) des Mutterschutzgesetzes dazu verpflichtet, die Schwangerschaft der Beschäftigten unverzüglich der Aufsichtsbehörden zu melden. Da bei der schwangeren Kindergärtnerin nicht durch eine serologische Blutuntersuchung festgestellt wurde, dass sie über ausreichenden Immunschutz verfügt, wird ihr das Arbeiten im Kinderdienst untersagt. Das bedeutet für den Arbeitgeber, dass er nach der Bekanntmachung der Schwangerschaft, ein Tätigkeitsverbot mit Kindern manifestieren muss. Falls ein Beschäftigungsverbot tatsächlich ausgesprochen wird, kann die Kindergärtnerin in andere Tätigkeitsbereiche wie zum Beispiel die Verwaltung wechseln, ohne dass sich ihre im Arbeitsvertrag geregelte Vergütung oder Arbeitszeit verändern. Sollte dies nicht möglich oder zumutbar sein, ist der Arbeitgeber laut Paragraph elf des Mutterschutzgesetzes dazu verpflichtet, ihr mindestens den Durchschnittsverdienst der letzten drei Wochen oder der letzten drei Monate vor Beginn des Monats, in dem die Schwangerschaft eingetreten ist, zu zahlen, soweit sie kein Mutterschaftsgeld bezieht (Röder, 2011).

8. Diskussion und Fazit

Ziel der Gefährdungsbeurteilung war es, die nicht vermutete Gefährdung für die schwangere Kindergärtnerin durch die Rötelnerkrankung eines Kindes in einer Kindertagesstätte theoretisch zu ermitteln. Die Problematik in diesem Fall war, dass die Schwangere nicht über ihren Impfstatus Bescheid wusste und durch die Kindergartenleitung keine ernsthafte Gefährdung für die Mitarbeiterin sah. Da sie also nicht über der 20. SSW ist, könnten eventuelle Risiken durch die Rötelnerkrankungen des Kindes für die schwangere Kindergärtnerin und ihr Ungeborenes auftreten. Doch gerade, weil Sie eine Vollzeitangestellte ist und im ständigen Kontakt mit den Kindern steht, ist sie einer hohen Gefahr ausgesetzt. Durch die Betrachtung der gesetzlichen Grundlagen und der Gefährdungsanalyse dieser Arbeit, sollte die Schwangere die Pflichten der Kindergartenleitung einfordern und ein Mindestmaß an Schutzmaßnahmen verlangen. Das Minimum wäre in diesem Fall eine Versetzung in einen anderen Bereich des Kindergartens, um sie und das ungeborene Kind vor den Rötelnviren zu schützen.

In Berufen wie beispielsweise vorschulische Kinderbetreuung, in denen ein erhöhtes Infektionsrisiko vorhanden ist, besteht für erwerbstätige angestellte Schwangere bei nicht ausreichender Immunität für Röteln in allen deutschen Bundesländern ein Beschäftigungsverbot bis zur 20. Schwangerschaftswoche, falls ein Arbeitswechsel in einen Bereich ohne erhöhte Infektionsgefährdung nicht möglich ist (MuSchG, 2017). Da es immer noch eine fehlende Meldepflicht in Deutschland gibt, gibt es dementsprechend auch keine verlässlichen Daten zu Rötelninfektionen in der Schwangerschaft. Laut Berichten in einem Referenzlabor für Rötelninfektionen sind für die Jahre 2010 und 2011 insgesamt sieben Fälle von akuten Röteln in der Schwangerschaft diagnostiziert worden. Dabei handelte es sich um Patientinnen mit Migrationshintergrund aus Ländern, in denen das Rötelnvirus noch örtlich begrenzt zirkuliert. Prinzipiell sollte bei beruflich erhöhtem Expositionsrisiko der Immunstatus für Röteln bekannt sein und bei unzureichender Immunität eine Impfung vor Eintritt der Schwangerschaft – optimalerweise mit Impferfolgskontrolle – erfolgen. Dies war im konkreten Fall leider nicht so. Es ist nicht selten, dass die Ermittlung des Immunstatus in der Praxis problematisch ist. Auf der einen Seite sind auch häufig frühere Impfungen nicht dokumentiert. Auf der anderen Seite kann bei allen drei Impfstoffkomponenten ein Impfversagen eintreten, wobei dabei von einer 5 Prozent Rate ausgegangen wird. Da also nicht nachweisbar ist, ob die Erzieherin einen Impfschutz hat und sie in der sechsten Schwangerschaftswoche ist, wird es unabdinglich sein, sie von ihrem Dienst zu befreien oder in einen anderen Bereich zu versetzen. Das Risiko sich zu infizieren und damit das ungeborene Kind zu gefährden, ist nun nachgewiesenermaßen viel zu hoch.

Literaturverzeichnis

BAuA[1] - Bundesanstalt für Arbeitsschutz Und Arbeitsmedizin (o.J.) Gefährdungsbeurteilung beim Umgang mit Biostoffen. Hrsg. Bundesanstalt für Arbeitsschutz und Arbeitsmedizin. https://www.baua.de/DE/Themen/Arbeitsgestaltung-im-Betrieb/Biostoffe/Gefaehrdungsbeurteilung.html Zugriff: 06.02.18, 13:21 Uhr

BAuA - Bundesanstalt für Arbeitsschutz Und Arbeitsmedizin (o.J.) Die sieben Schritte zur Gefährdungsbeurteilung. Hrsg. Bundesanstalt für Arbeitsschutz und Arbeitsmedizin. https://www.baua.de/DE/Themen/Arbeitsgestaltung-im-Betrieb/Gefaehrdungsbeurteilung/Grundlagenwissen/Sieben-Schritte-zur-Gefaehrdungsbeurteilung/Sieben-Schritte-zur-Gefaehrdungsbeurteilung_node.html Zugriff: 06.02.18, 13:24 Uhr

BAuA - Bundesanstalt für Arbeitsschutz Und Arbeitsmedizin (o.J.) Einstufung von Biostoffen in Risikogruppen. Hrsg. Bundesanstalt für Arbeitsschutz und Arbeitsmedizin. https://www.baua.de/DE/Themen/Arbeitsgestaltung-im-Betrieb/Biostoffe/Einstufung.html Zugriff: 06.02.18, 13:26 Uhr

BAuA - Bundesanstalt für Arbeitsschutz Und Arbeitsmedizin (o.J.) Tätigkeiten mit Biostoffen. Hrsg. Bundesanstalt für Arbeitsschutz und Arbeitsmedizin. https://www.baua.de/DE/Themen/Arbeitsgestaltung-im-Betrieb/Biostoffe/Taetigkeiten.html Zugriff: 06.02.18, 13:29 Uhr

Mutterschutzgesetz (2018) Bundesministerium für Familie, Senioren, Frauen und Jugend. https://www.bmfsfj.de/bmfsfj/service/gesetze/mutterschutzgesetz/73762 Zugriff: 09.02.18, 11:10 Uhr

BVF - Bundesverband der Frauenärzte e.V. (o.J.) Röteln in der Schwangerschaft - Krankheitsbild. Hrsg.: Bundesverband der Frauenärzte e.V. https://www.frauenaerzte-im-netz.de/de_roeteln-in-der-schwangerschaft-krankheitsbild_401.html Zugriff: 06.02.18, 12:32 Uhr

Bundeszentrale für gesundheitliche Aufklärung (2015) Masern Mumps Röteln Impfung – Schutz für Kinder, Jugendliche und junge Erwachsene. Köln: Bundeszentrale für gesundheitliche Aufklärung (Hrsg.). S. 1

Biostoffverordnung (2013) Bundesministerium der Justiz und für Verbraucherschutz. Verordnung über Sicherheit und Gesundheitsschutz bei Tätigkeiten mit biologischen Arbeitsstoffen. Hrsg.: Juris.

Enders M., Biber M., Exler S. (2007) Masern, Mumps und Röteln in der Schwangerschaft – Mögliche Auswirkungen auf Mutter Schwangerschaft und Fetus. Springer Medizin Verlag. S. 1393 – 1397

Fattah, V. et. al. (2009) Erzieherinnengesundheit: Handbuch für Kita-Träger und Kita-Leitungen. Hrsg: Sächsisches Staatsministerium für Soziales und Verbraucherschutz. S. 33 - 42

Friese K., Mylonas I., Schulze A. (2013) Infektionserkrankungen der Schwangeren und des Neugeborenen. Berlin Heidelberg: Springer-Verlag. S. 214 – 226

Pfaff, G. (2013) Die Eliminierung von Masern und Röteln aus Deutschland – Fortschritte und Hindernisse. Berlin Heidelberg: Springer-Verlag. S. 1223 – 1224

Robert-Koch Institut (2018) RKI-Ratgeber: Röteln. Hrsg: Robert-Koch Institut. https://www.rki.de/DE/Content/Infekt/EpidBull/Merkblaetter/Ratgeber_Roeteln.html Zugriff: 25.08.18 12:56 Uhr.

Röder, K. (2011) Gesundheitsschutz bei schwangeren Erzieherinnen. Hrsg.: Gewerkschaft für Erziehung und Wissenschaft. S. 1 – 3

TRBA 462 (1998) Technische Regeln für biologische Arbeitsstoffe: Einstufung von Viren in Risikogruppen. Hrsg. Bundesarbeitsblatt. S. 41

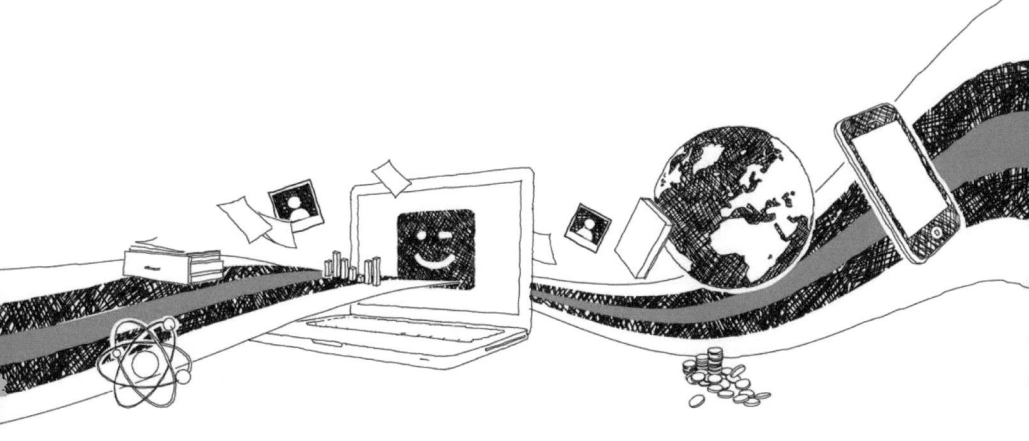
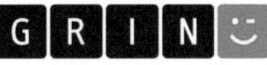